儿童惊厥急救

模拟演练ABC

顾　问　魏　捷（武汉大学人民医院）
主　编　赵　慧　魏会平
副主编　江　玲　李　杰　董　然
编　者（按姓氏笔画排序）

王　萍（湖北省妇幼保健院）　　江　玲（湖北省妇幼保健院）　　赵　慧（湖北省妇幼保健院）
叶　晶（湖北省妇幼保健院）　　李　杰（湖北省妇幼保健院）　　董　然（湖北省妇幼保健院）
乐　静（湖北省妇幼保健院）　　吴文娟（湖北省妇幼保健院）　　魏会平（湖北省妇幼保健院）
刘　勤（湖北省妇幼保健院）　　郑　印（湖北省妇幼保健院）

华中科技大学出版社
http://press.hust.edu.cn
中国·武汉

图书在版编目（CIP）数据

儿童惊厥急救模拟演练 ABC / 赵慧，魏会平主编 . -- 武汉：华中科技大学出版社，2024.9.
ISBN 978-7-5772-1357-6

Ⅰ . R720.597

中国国家版本馆 CIP 数据核字第 2024PQ6865 号

儿童惊厥急救模拟演练 ABC　　　　　　　　　　　　　　　　　赵　慧　魏会平　主编
Ertong Jingjue Jijiu Moni Yanlian ABC

策划编辑：居　颖	封面设计：廖亚萍
责任编辑：方寒玉	责任校对：朱　霞
责任监印：周治超	

出版发行：华中科技大学出版社（中国·武汉）　　电话：(027)81321913
　　　　　武汉市东湖新技术开发区华工科技园　　　邮编：430223
录　　排：华中科技大学惠友文印中心
印　　刷：湖北新华印务有限公司
开　　本：787mm×1092mm　1 / 32
印　　张：3
字　　数：50 千字
版　　次：2024 年 9 月第 1 版第 1 次印刷
定　　价：39.80 元

本书若有印装质量问题，请向出版社营销中心调换
全国免费服务热线：400-6679-118　竭诚为您服务

前言

医疗系统在为患者提供复杂临床服务的过程中,最重要的目标就是保证患者的安全。湖北省妇幼保健院为三级甲等医院,医院急诊科为以儿科为主的急诊综合科室,近年来急诊科抢救病种首位为儿童惊厥及惊厥持续状态。自 2020 年 5 月 18 日至今,湖北省妇幼保健院医院急诊科保持每周 1 次的儿童惊厥及惊厥持续状态急救模拟演练,内容涵盖儿童惊厥抢救中的几乎所有临床情况,利用急诊抢救室的真实环境、布局、药品、设备等进行重点急救医学训练,包括监护仪、除颤仪、呼吸机等抢救设备的实际使用,心肺复苏、气管插管、骨内通道开放等技能实操,院内不间断 CPR 转运,医护配合,医患沟通,高效急救团队组建,院感的预防控制等,使医护急救技能得到显著提高。由此，我们也总结了相关实用经验，积累了一定心得。在湖北省急诊专科医联体主任委员、武汉大学人民医院（湖北省人民医院）急重症医学教研室主任魏捷教授的提议和鼓励下，我们将相关资料编辑成口袋书，以便各级医院儿科医生尤其是一、二级医院儿科门诊、急诊医生随时翻阅参考，为提高患儿安全性和减少医疗错误提供帮助，并为创建儿童常见急诊抢救病种救治标准化流程尽绵薄之力。希望读者在阅读及参考过程中批评指正，为本书提出宝贵意见和建议。

编　者

目录

第一章	儿童惊厥急救模拟演练设计流程	/1
第二章	儿童惊厥急救模拟演练目标及 NTS 评分	/3
第三章	儿童惊厥急救处置场景一：预检分诊及候诊	/11
第四章	儿童惊厥急救处置场景二：抢救室（接诊护士）	/27
第五章	儿童惊厥急救处置场景三：抢救室（惊厥 5 分钟内）	/41
第六章	儿童惊厥急救处置场景四：抢救室（惊厥 5 ~ 15 分钟）	/55
第七章	儿童惊厥急救处置场景五：抢救室（惊厥 15 ~ 25 分钟）	/63
第八章	儿童惊厥急救处置场景六：抢救室（惊厥 25 ~ 45 分钟，出现呼吸、心搏骤停）	/67
第九章	儿童惊厥急救处置场景七：ROSC 后转运	/83
参考文献		/89

第一章

儿童惊厥急救模拟演练设计流程

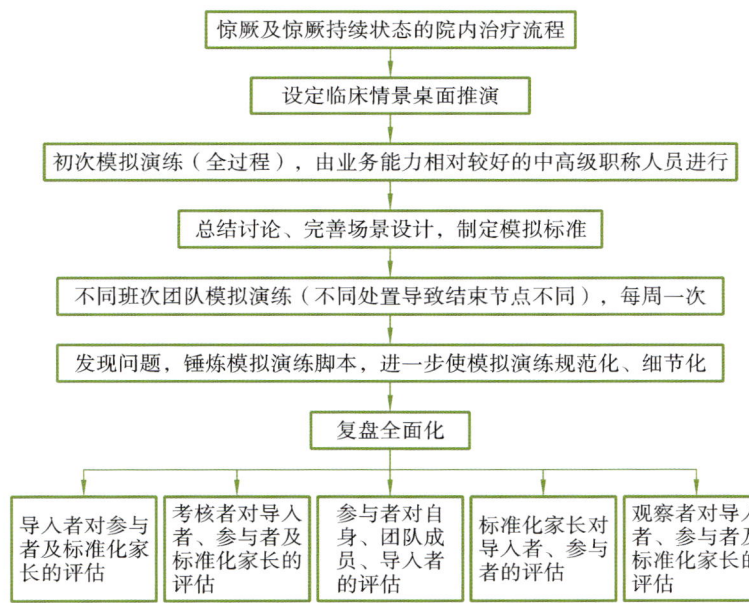

第二章

儿童惊厥急救模拟演练目标及 NTS 评分

一、护士

(1) 预检分诊正确、应对灵活。

(2) 熟练掌握危重患儿抢救十步法。

(3) 熟练掌握心电监护仪使用、各种形式给氧、吸痰、除颤仪使用及呼吸机准备、心肺复苏等急救措施。

(4) 执行医嘱快速准确，闭环式沟通。

(5) 能很好配合或协助医生进行抢救，有良好的团队意识。

(6) 可与患儿家属进行有效沟通及进行健康宣教。

(7) 需转运时可快速准备完毕危重患儿院内转运用设备、药品及交接记录本。

(8) 及时准确完善护理记录。

(9) 抢救后及时清理、补充抢救用品并归位。

二、一线医生

(1) 生命体征评估准确，可识别危及生命的情况并进行及时有效的处理。

(2) 病史收集快速全面，给出初步诊断及必要的救治处理，将患儿收治对口科室。

(3) 有一定预判病情的能力，保障患儿入院途中安全。

(4) 可与患儿家属进行有效沟通，签署需要的知情文书。

(5) 熟练掌握心肺复苏、除颤仪使用等急救技能。

(6) 重大抢救呼叫上级医生到场。

(7) 协助二线医生进行抢救，具有团队意识，职责明确。

(8) 及时完成病历及抢救记录书写，内容准确并相对全面。

三、二线医生

(1) 快速准确判别危及生命的情况并进行及时有效的处理。

(2) 很好完成领导职责，分工明确，指令清晰，与团队内部及患儿家属沟通能力强。

(3) 补充病史收集，善于发现不足，病情分析判断全面。

(4) 熟练掌握重要的急救技能，包括各种形式给氧、心肺复苏以及电除颤、呼吸机使用等。

(5) 掌握转运分级及各种会诊等指征，重大抢救汇报科主任或三线医生。

四、非技术性技能 (NTS) 评分

\	非技术性技能（NTS）评分					
项目	领导职责明确	指令清晰	闭环应答	任务分工	团队意识	沟通能力
评分						

评分细则：
4（优）：表现一直是高标准，增强患儿安全，可以作为给其他人示范的例子。
3（良）：表现令人满意，但可以改进。
2（及格）：表现引起关注，需要相当大的改进。
1（不及格）：表现危及或潜在危及患儿安全，需要严肃纠正。
0（无法评分）：无法评分。

非常差 0	一般 1　2　3	很好 4

五、模拟演练考评体系

模拟演练的最终目的是提升本科室低年资医护人员的急救能力及团队协作能力，有演练就会有考核，有考核就会有激励和反馈，才能使大家进一步提升。基于此，我们参照 DRGs 模式下的医院考核制度，创立了本科室模拟演练考评体系，根据重要性将标准分为红标、黄标、绿标、蓝标，每个标准下又包含了相应的条目。

(1) 红标：强制执行 (核心制度、医疗关键节点、危急值)。红标即为本次模拟演练中最重要的标准，其涉及的内容及核心制度：预检分诊制度，预检分诊护士职责，急诊绿色通道管理制度，急诊抢救制度，急诊抢救室工作制度，急诊危急值报告管理制度，急诊医嘱执行制度，急诊查对制度，急诊科医院感染与预防控制制度 (标准预防)，医护对患儿的评估与处置是否准确。

(2) 黄标：系统提醒 (医疗重要节点)。黄标涉及的内容及制度：急诊会诊制度，急诊病历书写制度，急诊科急救医疗质量标准与制度，医护对抢救设备的操作质量。

(3) 绿标：主动查询(指南、文献、相关制度、宣教)。绿标涉及的内容：本次演练中医护分别在预检分诊及抢救室处理患儿所做的宣教是否全面，处理相关危重症疾病是否符合相关的临床指南。

(4) 蓝标：费用管控(医保控费、人力资源配置)。蓝标涉及的内容：本次演练投入的人员资质配置是否恰当、收费是否合理，医护对预检及抢救设备的使用维护是否熟练掌握。

以上标准所涉及的制度均为我院急诊科管理规范制度，各级医院可根据自身单位情况制定。

第三章

儿童惊厥急救处置场景一：预检分诊及候诊

一、预检分诊及隔离区设置

场 置	规章内容
预检分诊处 隔离区 预检分诊处上岗2人 参检其中1人	（1）标准预防：ABC（穿戴、洗脱、遵从），儿科接诊三角区有三角接诊患儿（30～40 秒内完成，小于 3 月龄重点筛查儿接诊）； （2）询问流行病史，有接触史注体温接触史，进行转诊分诊； （3）排查粉筛分诊区域测，进入病程，分检隔离； （4）给予必要的处置防控，确保其家数（正确），发热儿/家属置（请体）； （5）监视隔离区域，必要时再处置； （6）分诊一线或二线医师儿安即诊人科接诊并转诊至确诊医生（新建使用呼叫器，请勿老走动求助）。

续表

级别	一级	二级	三级	四级	五级
体温	·高热伴惊厥发作	·新生儿发热（腋温＞38℃） ·腋温≥41℃	·腋温≥39.5℃	·腋温＞38.5℃	·腋温≥38℃
神经系统	·深昏迷 ·惊厥发作	·嗜睡、浅昏迷 ·剧烈头痛 ·烦躁不安（谵妄） ·急性瘫痪	·精神状态有改变 ·惊厥后24小时内 ·头痛明显	·神志清楚 ·对答切题	·神志清楚 ·对答切题

二、预检分诊目的及标准

预检分诊的目的是快速对患儿进行分类以确定治疗科室或进一步处理的优先次序。根据预检情况,判断患儿病情严重程度,合理安排就诊,对可能危及生命的患儿应立即送入抢救室实施抢救。

根据《急诊病人病情分级指导原则(征求意见稿)》,我科参照加拿大儿童分诊及精确分级量表(Canadian Paediatric Triage and Acuity Scale,PaedCTAS),结合我院实际情况,制定了儿科急诊五级预检分诊标准。

级别	一级	二级	三级	四级	五级
程度	危急 (抢救室)	重症 (抢救室)	紧急 (优先就诊)	亚急 (候诊)	非紧急 (门诊)
等候时间	立刻	<15分钟	<1小时	<2小时	>2小时
年龄	<24小时的新生儿		<3月龄婴儿	>3月龄婴儿	

三、儿科评估三角

儿科评估三角可以提高儿科急诊分诊质量,帮助医护人员准确快速分诊患儿,对患儿疾病类型和严重程度进行预判。在儿科评估三角的基础上选择下一步优先评估的顺序,同时采取必要的措施,预防病情的恶化,为儿科专科治疗争取时间。

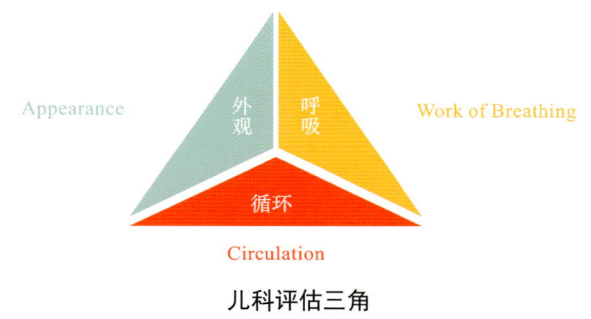

儿科评估三角

儿科评估三角之外观 (Appearance)

特　征	正　常　特　点
肌张力	活动自如，坐或站符合年龄阶段
互动	对周围环境有反应
可安抚	哭闹可以被看护者安抚
注视 / 凝视	有眼神交流，视线会追视周围物体
哭闹 / 语言	语言发育符合年龄阶段；正常哭闹，没有尖细或微弱的哭声

儿科评估三角之呼吸 (Work of Breathing)

特　征	特　点
异常气道音	打鼾；声音嘶哑或低沉；喘鸣音；呼噜声；哮鸣
异常体位	用力吸气体位；支撑体位；偏爱固定体位
三凹征	锁骨上、肋骨间隙、胸骨下凹陷
喇叭形	吸气时鼻孔呈喇叭形

儿科评估三角之循环 (Circulation)

特　　征	异　常　特　点
苍白	皮肤黏膜苍白
斑块状	不同程度的血管收缩，导致皮肤颜色出现片状改变
发绀	皮肤黏膜呈蓝紫色

四、各年龄期儿童生命体征（心率、呼吸、血压）正常参考值及设定报警值

儿童心率

年　　龄	心率/(次/分)	设定报警值
新生儿	120～140	95/170
1岁以下	110～130	88/156
2～3岁	100～120	80/144
4～7岁	80～100	64/120
8～14岁	70～90	56/108

儿童呼吸

年　龄	呼吸 /(次 / 分)	设定报警值
新生儿	40 ～ 45	28/58
1 岁以下	30 ～ 40	24/48
2 ～ 3 岁	25 ～ 30	20/36
4 ～ 7 岁	20 ～ 25	16/30
8 ～ 14 岁	18 ～ 20	14/25

儿童血压

年　龄	收缩压（mmHg）	舒张压（mmHg）
新生儿	67～84	35～53
1岁以下	72～104	37～56
1～2岁	86～106	42～63
3～5岁	89～110	46～70
6～9岁	97～115	57～76
10～12岁	102～120	61～80
13～15岁	110～131	64～83
公式推算：收缩压=80+年龄×2（mmHg）　　舒张压=2/3收缩压		

简易低血压标准（收缩压）：新生儿，<60 mmHg；1岁以下，<70 mmHg；1～10岁，<70+（年龄×2）mmHg；10岁以上，<90 mmHg

五、其他评估工具

1. Brighton 儿童早期预警评分表 (PEWS)

项　目	0分	1分	2分	3分
意识	清醒，玩耍反应如常	嗜睡，倦怠	易激惹	昏睡/意识模糊，对疼痛反应减弱
心血管	肤色红润，CRT 1～2秒	肤色苍白，CRT 3秒	肤色苍灰，CRT 4秒，心率较正常值增加 20 次/分	面色苍灰、花斑，CRT ≥ 5秒，心率较正常值增加 20 次/分或心动过缓

续表

项　目	0分	1分	2分	3分
呼吸	呼吸平稳，无吸气三凹征	呼吸频率较正常值增加10次/分，辅助呼吸肌做功增加，FiO_2 30%或氧流量4 L/min	呼吸频率较正常值增加20次/分，吸气三凹征阳性，FiO_2 40%或氧流量6 L/min	呼吸频率较正常值减慢5次/分，胸骨凹陷或呻吟，FiO_2 50%或氧流量8 L/min

注：CRT，毛细血管充盈时间；FiO_2，吸入氧浓度。

PEWS为临床医护人员提供了一个客观评估的渠道，将临床常规观察项目整合成一个可供临床实践应用的量化工具，将偏离正常生理指标的潜在危害量化为具体评分，为下一步的诊疗策略提供有力的依据。

PEWS 存在以下任一附加项另各记 2 分：

①每隔 15 分钟需雾化吸入治疗；

②外科术后持续呕吐。

PEWS 得分与相对应的干预原则

得　　分	干 预 措 施
0 ～ 1 分	无须处理，继续观察
2 分	通知责任护士，评估有无疼痛、发热，计算出入量
3 分	加强观察和评估频次，通知高年资住院医师
4 分 / 干预后仍较前增加 2 分	呼叫儿科专科医师，且须 15 分钟内到场
≥ 4 分 / 符合 PEWS 3 分列中的任一项	立即呼叫儿科专科医师，转运到 HDU(通知 ICU)，通知儿科专家

注：HDU，高依赖病房；ICU，重症监护病房。

2. 疼痛面部表情分级评分法 (FPS) 将疼痛评估结果与儿科急诊分诊系统相结合,在急诊接诊时对患儿进行疼痛评估,不仅有利于早期发现潜在危险因素,还有利于早期治疗以缓解疼痛,确保患儿安全及提升满意度。

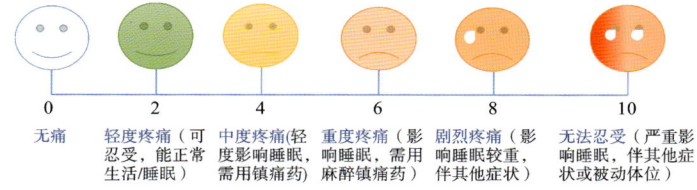

疼痛面部表情分级

3. 初步印象 CBC 评估

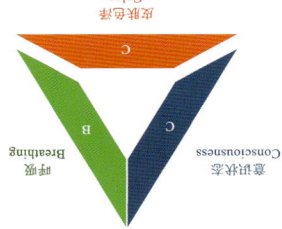

项目	表现
意识状态 (C)	反应水平（如无反应、昏睡、嗜睡、警觉）
呼吸 (B)	是否呼吸急促、无呼吸运动或呼吸运动浅弱，或无通畅的气道或能闻及异常呼吸音
皮肤色泽 (C)	不正常的皮肤颜色（如发白、发红或发花）

第四章

儿童惊厥急救处置场景二：抢救室（接诊护士）

一、抢救室接诊护士演练内容

场　　景	演　练　内　容
抢救室 抢救护士 2 名	（1）根据情况进行正确自身防护； （2）护士甲：摆正体位、吸痰（根据情况必要时给予）、吸氧、拉起床护栏、推抢救车、开放静脉通道(静脉穿刺失败 3 次或穿刺时间超过 90 秒，应告知团队静脉通道建立失败，必要时由医生建立骨髓腔输液通道)； （3）护士乙：使用心电监护仪（熟练，可先测指脉氧快速获得脉率、血氧数值，后接心电监护导联），做好记录（入抢救室时间，P、R、SpO_2、BP，用药及时间）；同时进行 5 分钟倒计时（熟练使用倒计时器）、与患儿家属沟通（仅留 1 位家属）、按"抢救中"按钮、关门

二、医务人员职业暴露分级防护措施

防护级别	适用情况	防护措施									
		戴外科口罩	戴医用防护口罩	戴防护面屏或护目镜	手卫生	戴乳胶手套	穿工作服	穿隔离衣	穿防护服	戴工作帽	穿鞋套
一般防护	普通门(急)诊,普通病房医务人员	+	−	−	+	±	+	−	−	−	−
一级防护	发热门诊与感染性疾病科医务人员	+	−	−	+	+	+	+	−	+	−

续表

防护级别	适用情况	防护措施									
		戴外科口罩	戴医用防护口罩	戴防护面屏或护目镜	手卫生	戴乳胶手套	穿工作服	穿隔离衣	穿防护服	戴工作帽	穿鞋套
二级防护	进入疑似或确诊经空气传播疾病患儿安置场所或为患儿提供一般诊疗操作时	−	+	±	+	+	+	±★	±★	+	+
三级防护	为疑似或确诊患儿进行会产生气溶胶的操作时	−	+	+	+	+	+	−	+	+	+

注："+"应进行；"−"不需要进行；"±"根据工作需要进行；"±★"为二级防护级别中，根据医疗机构的实际条件，选择穿隔离衣或防护服。

三、危重患儿抢救十步法

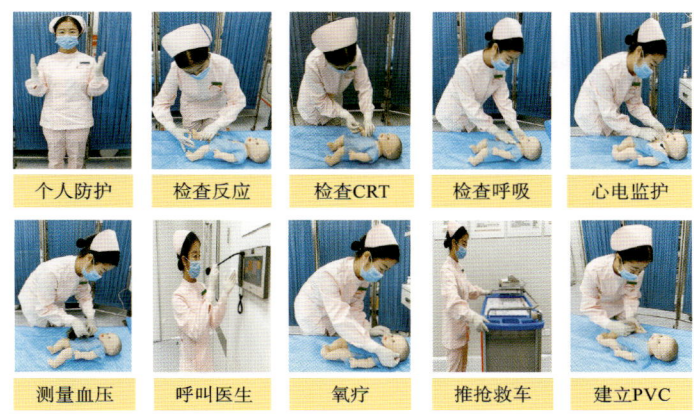

危重患儿抢救十步法是我科主任及护士长根据以往抢救案例总结出来的抢救护理流程，具体如下。

1. 个人防护

(1) 严格进行手卫生。

(2) 根据可能暴露情况选择个人防护用品，避免过度防护。

(3) 做好环境与物品的消毒。

(4) 做好健康宣教，宣传正确的呼吸道卫生知识和咳嗽方法，能有效降低一些呼吸道病原体传播的风险。

2. 检查反应　通过压眶、弹足底等方式检查患儿对言语及疼痛刺激的反应。

3. 检查 CRT　检查毛细血管充盈时间，有无面色、口唇发绀，四肢末梢有无发绀、发凉。

4. 检查呼吸　是否减缓或急促，是否牙关紧闭，有无异常气道音，有无鼻扇、三凹征。

5. 心电监护　清洁患者皮肤，将电极片贴于患者胸部正确位置，观察心电图波形及监护参数，发现异常及时报告医生。

6. 测量血压　患者保持安静，取平卧位，选择合适袖带，袖带位置与心脏水平保持相同高度。

7. **呼叫医生** 熟练使用呼叫系统,呼叫内容参见急诊科呼叫规范用语。

8. **氧疗** 根据临床情况给予吸氧,氧流量 0.5～5 L/min,对年龄＜12月龄的患儿以面罩吸氧为佳。

9. **推抢救车** 拉起床护栏、推抢救车。

10. **建立静脉通道（PVC）** 建立静脉通道(建立两条及以上),以便于后续药物的应用。

四、吸痰推荐项目及建议

项　　目	建　　议
吸引指征	实施按需吸痰
吸引禁忌证	无绝对禁忌证
吸痰管型号选择	吸痰管不应超过人工气道内径的 1/2～2/3

续表

项　　目	建　　议
吸引前预充氧	预充氧不常规应用于吸引流程。若吸引时出现氧饱和度下降，应立即或在下次吸引前 30 ～ 60 秒及吸引后 1 分钟在基础吸入氧浓度上增加 10%
负压吸引压力	建议 80 ～ 120 mmHg
负压吸引深度	采用浅吸法，插入深度为气管导管长度加外接导管长度
吸引时间	尽可能在最短时间内完成，整个吸引时间限制在 10 ～ 15 秒内
重复吸引次数	最好 1 ～ 2 次完成吸引，避免 3 次及以上重复吸引
吸引方式选择	未建立人工气道的患儿，经鼻导管吸痰可降低插管率、减少窒息
吸引后监护	严密监测患儿生命体征
无菌操作	在整个吸引过程中，应采取无菌操作

五、低氧血症诊断及分度

低氧血症指血液中动脉血氧分压 (PaO_2) 降低。大多数学者将标准大气压下 $PaO_2 < 60$ mmHg、经皮血氧饱和度 (SpO_2) $< 90\%$ 作为低氧血症的标准。

1. 分度

(1) 轻度：$PaO_2 > 50$ mmHg，$SpO_2 > 80\%$。

(2) 中度：PaO_2 $30 \sim 50$ mmHg，SpO_2 $60\% \sim 80\%$。

(3) 重度：$PaO_2 < 30$ mmHg，$SpO_2 < 60\%$。

2. 氧疗的降阶梯原则　对于病因未明的严重低氧血症患儿，应贯彻降阶梯原则，根据病情选择从高浓度至低浓度进行氧疗。

3. 氧疗的目标导向原则　根据不同疾病选择合理的氧疗目标，对于有 CO_2 潴留风险的患儿，SpO_2 推荐目标为 $88\% \sim 93\%$；对于无 CO_2 潴留风险的患儿，SpO_2 推荐目标为 $94\% \sim 98\%$。

4. 氧疗流程

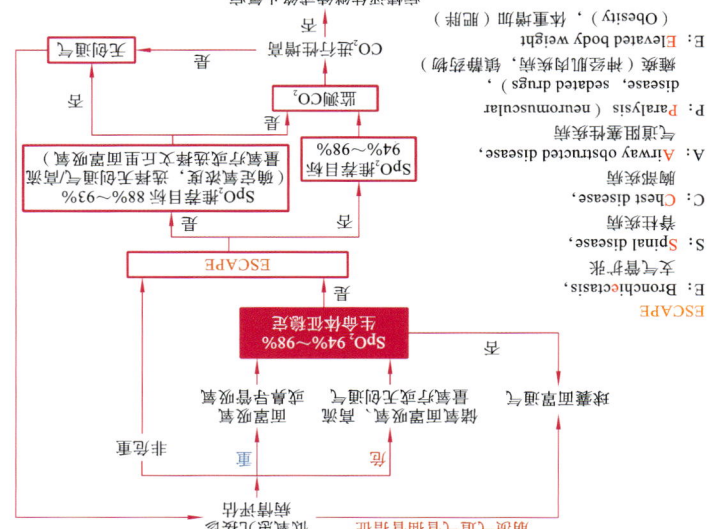

ESCAPE
- E: Bronchiectasis, 支气管扩张
- S: Spinal disease, 脊柱疾病
- C: Chest disease, 胸廓疾病
- A: Airway obstructed disease, 气道阻塞性疾病
- P: Paralysis (neuromuscular disease, sedated drugs), 瘫痪（神经肌肉疾病、镇静药物）
- E: Elevated body weight (Obesity), 体重增加（肥胖）

六、不同氧气设备比较

氧气设备	氧流量 /(L/min)	给氧体积分数	优 缺 点
低流量氧疗设备			
鼻导管（适于低流量、低浓度吸氧）	1~6	25%~45%	优点：简便、快捷，满足绝大多数轻症患儿，耐受性好，不影响患儿进食、说话。 缺点：给氧体积分数不稳定，受潮气量、呼吸频率等影响
普通面罩（适于高浓度吸氧）	6~10	35%~60%	优点：湿化能力及给氧体积分数比鼻导管高，不会导致窒息，适于缺氧严重，而无 CO_2 潴留的患儿。 缺点：影响进食、说话，有误吸风险，氧流量低于 5 L/min 会致 CO_2 重复吸入

续表

氧气设备	氧流量 /(L/min)	给氧体积分数	优 缺 点
高流量氧疗设备			
文丘里面罩（适于精准给氧的患者）	2 ～ 15	24% ～ 60%	优点：精准给氧，氧流量高，患儿呼吸模式不影响给氧体积分数，基本无 CO_2 重复吸入，适于低氧伴 CO_2 潴留的患儿。缺点：价格相对高，湿化能力一般，给氧体积分数有限，氧流量与给氧体积分数之间需匹配
高流量氧疗仪	≤ 60	21% ～ 100%	优点：精准给氧，良好湿化、温化，无效腔冲洗效应，降低呼吸功，低水平气道正压、应用广泛，效果明显优于普通氧疗，不劣于无创正压通气（noninvasive positive pressure ventilation,NPPV）。缺点：需专门设备和导管，价格昂贵

续表

氧气设备	氧流量 /(L/min)	给氧体积分数	优 缺 点
储氧面罩（适于高浓度给氧）	10～15	80%～100%	优点：提供更高浓度氧，适于严重缺氧患者。 缺点：影响进食、说话，有误吸风险，非重复使用面罩，若氧流量不足，会增加吸气负担

第五章

儿童惊厥急救处置场景三：抢救室
（惊厥 5 分钟内）

一、抢救室危重症 5 分钟内护士抢救内容

岗 位	抢救内容
抢救护士（2名）到达患者床旁 5 分钟内遵医嘱完成抢救	（1）护士甲：汇报已进行的抢救措施及患者意识、瞳孔、皮肤、有无被服性损伤； （2）护士甲：执行医生口头医嘱抢救措施，执行后双核对记录； （3）护士甲：测生命体征，记录抢救血糖等； （4）护士乙：重置医生口头医嘱药物，与医生重复确认核对抢救药物名称及有效期； （5）护士乙：准备完成及执行口头医嘱后记1次； （6）护士乙：执行口头医嘱后将用过的空安瓿保留及时弃用

二、抢救室惊厥 5 分钟内一线抢救医生演练内容

场 景	演练内容
抢救室 患儿惊厥状态最初 5 分钟内 一线抢救医生	(1) 根据情况进行正确自身防护; (2) 快速准确进行五角评估; (3) 询问重要病史、分析病情、给出初步判断; (4) 下达吸痰、吸氧、建立静脉通道、给予镇静抗惊厥药物、测微量血糖等口头医嘱(氧疗医嘱包括给氧方式、氧流量;镇静抗惊厥药物应为一线药物,下达医嘱时应包括药物的化学名称、用量、用法); (5) 与患儿父母或家庭成员沟通、告知病情,必要时协同劝其他家属离开抢救室; (6) 做到领导职责

三、初步评估：无有效循环

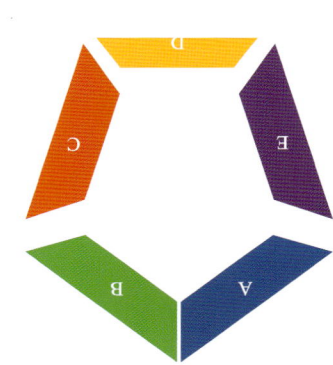

A: Airway，气道
B: Breathing，呼吸
C: Circulation，循环
D: Disability，神经系统功能障碍
E: Exposure，暴露

项 目	评 估 内 容
气道 (A)	①可维持；②不可维持
呼吸 (B)	①呼吸频率和形式；②呼吸困难；③胸廓扩展和气流运动；④异常气道音和肺部呼吸音；⑤脉搏；⑥血氧饱和度
循环 (C)	①心率和节律；②脉搏；③毛细血管充盈时间；④皮肤颜色；⑤体温；⑥血压
神经系统功能评估 (D)	① AVPU 儿科学反应测试量表；②瞳孔对光反射；③血糖
暴露 (E)	①体温；②皮肤

四、小儿危重病例的相关评分法

1. 儿童 Glasgow 评分法 (PGCS)

项 目	评分标准
E：睁眼反应 （满分为 4 分）	①正常睁眼；②呼唤刺激睁眼；③语言刺激后睁眼；④自然睁眼
V：最佳语言反应 （满分为 5 分）	①无语言反应；②可发出无意义文字的声音；③可说出不适宜的语言；④语句不连贯；⑤定向力正确，语言有条理
M：最佳运动反应 （满分为 6 分）	①无运动反应；②疼痛刺激肢体伸直（去大脑强直）；③疼痛刺激时屈曲（去皮层强直）；④躲避疼痛；⑤可定位疼痛；⑥可依指令完成动作

注：①记录方式为 E、V、M 字母加数字表示，如 E3 + V3 + M5=PGCS11；
②按分≥13 为轻度损伤，按分 9～12 为中度损伤，按分≤8 为严重损伤，按分＞8 者预后相对较好，按分≤8 者预后较差，按分＜5 者死亡率较高。

46

2. 儿童意识水平及脑功能障碍 AVPU 反应评级

项　　目	表　　现
A	清醒 (Alert)
V	对声音刺激有反应 (Vocal)
P	只对疼痛刺激有反应 (Painful)
U	无任何反应 (Unresponsive)

注：AVPU 对应 PGCS 评分如下：A 为 11～15 分，V 为 5～15 分，P 为 4～12 分，U 为 3～5 分。

五、二级采集 (SAMPLE)

项 目	内 容
S	症状和体征 (Symptoms and signs)
A	过敏史 (Allergy)
M	用药史 (Medication)
P	既往病史 (Past medical history)
L	最后 1 次进餐史 (Last meal)
E	即此次发病相关事件史 (Events)

要物接触史、传染病接触史、职业接触史(尤其是只有现场救援涉及)等。

现：重点询问此次发病的病史、过去个性病史、遗传性疾病史、近期有无发热外伤史、

六、惊厥诊断思路

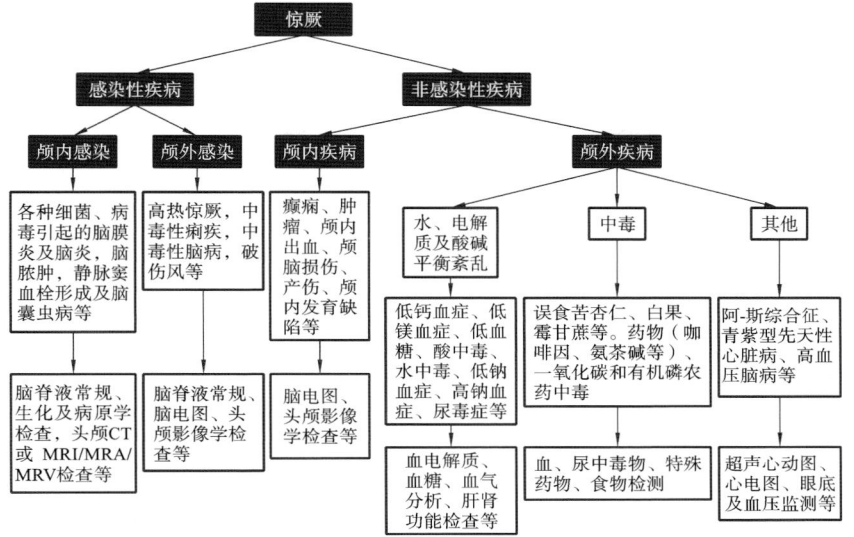

7. 推荐相关检查项目及适用情况

检查项目	适用情况
实验室检查	血、尿、粪便常规，血生化（血糖、电解质、肝肾功能、心肌酶谱）、血气分析、血浆渗透压、食物检测、毒物筛查等，遗传代谢病筛查等
影像学检查	①疑因头部外伤、咳嗽、颅脑肿瘤或感染、脑血管病； ②未接种疫苗接种、咳嗽发作原因不明或年龄小于6～12月龄幼儿； ③年龄＜18月龄，已用抗生素治疗（此前儿童脑膜炎/脑炎表象不典型），抗生素治疗时机延误等； ④影像学检查结果性质需确诊，必要时行腰椎穿刺检查，排除中枢神经系统感染

续表

检查项目	适用情况
脑电图检查	局灶性发作、神经系统发育异常、一级亲属有特发性癫痫病史、复杂性热性惊厥、惊厥发作次数多，推荐惊厥发作后 1 周检查
神经影像学	不推荐作为常规检查，以下情况者可考虑进行检查：头围异常、皮肤异常色素斑、局灶性神经体征、神经系统发育缺陷或惊厥发作后神经系统异常持续数小时

八、血糖异常处理

类型	处理	速度	备注
低血糖: 新生儿血糖<2.2 mmol/L; 儿童血糖<2.8 mmol/L	可口服者: 口服50%葡萄糖10 mL; 不可口服者: 10%葡萄糖5~10 mL/kg, iv	葡萄糖速度5~8 mg/(kg·min)	纠正时, 血糖2.2~3.5 mmol/L, 给于10%葡萄糖2 mL/kg, iv
高血糖: >7 mmol/L	停用一切糖溶液, 首选胰岛素 (10 mL: 400 U)	必要时, 给于0.05~0.1 U/(kg·h) 胰岛素	胰岛素用量: 体重(kg)×0.5 (U), 即体重(kg)×0.0125(mL) 配生理盐水50 mL, 配成浓度为0.1 U/(kg·h)

九、电解质酸碱平衡紊乱处理

类　型	药剂及用量	速度/配法	备　注
低钠： ① 120～130 mmol/L ② < 120 mmol/L	①缓慢纠正，静脉给予生理盐水 4 mL/kg，可提高血钠 1 mmol/L； ②给予 3%NaCl 12 mL/kg，可提高血钠 10 mmol/L	如需 A mL 3%NaCl，配法：10%NaCl $0.3 \times A$+5%葡萄糖 $0.7 \times A$（A 为计算所得需要输注 3%NaCl 的量）	3%NaCl（mL）=（130−患者实测血钠值）× 体重（kg）× 0.7/0.5
低钙： < 1.88 mmol/L	10% 葡萄糖酸钙 1～2 mL/kg	+等量 10% 葡萄糖	注意防血管渗漏
pH < 7.2	所需 5% $NaHCO_3$ 量（mL）=（−BE）× 0.5 × 体重（kg），首剂给 1/2 量（BE 为血气分析中测得剩余碱）	临床中需稀释成 1.4% $NaHCO_3$ 等渗溶液。如需 B mL 1.4% $NaHCO_3$，配法：5% 葡萄糖 $2.5 \times B$+5% $NaHCO_3 \times B$（B 为计算所得需要输注 5% $NaHCO_3$ 的量）	1～2 小时完成

第六章

儿童惊厥急救处置场景四：抢救室（惊厥 5 ~ 15 分钟）

一、抢救室惊厥 5 ～ 15 分钟医护演练内容

场　　景	演　练　内　容
抢救室 患儿惊厥持续状态 5 ～ 15 分钟 1 医 2 护（一线抢救医生 1 名，抢救护士 2 名）	（1）护士甲：汇报时间及心电监护仪数据、记录。 （2）一线抢救医生： ①再次评估生命体征，确认是否建立静脉通道； ②视患儿呼吸道状态再次口头医嘱吸痰，必要时更换给氧方式，再次给予一线镇静抗惊厥药物或其他抢救药物（氧疗医嘱包括给氧方式、氧流量，镇静抗惊厥药物包括药物的化学名称、用量、用法）； ③与患儿父母或家庭成员沟通、告知病情； ④呼叫上级医生、完善病历记录，补医嘱。 （3）护士乙：重复医生口头医嘱药物，与护士甲核对药物名称及有效期，准备完毕及执行后各汇报 1 次，执行后护士甲记录

二、抗惊厥及血管活性药物

1. 抗惊厥药物临床配制与使用

药名及规格	配法	用法	备注
一线用药			
咪达唑仑注射液（2 mL：2 mg）	0.3 mg/kg（即 0.3 mL/kg）	iv/im，每次 0.2～0.3 mg/kg。标记，边推边观察，抽搐止则停用	每次最大用量为 10 mg
地西泮注射液（2 mL：10 mg）	用 10 mL 注射器，抽原液 1 支 +8 mL 生理盐水，有浑浊，不影响效果，配制成 10 mL：10 mg，每次 0.3 mL/kg	iv，每次 0.3～0.5 mg/kg。标记，边慢推边观察，抽搐止则停用，剩下备用	每次最大用量为 10 mg

续表

药名及规格	配 法	用 法	备 注
二线用药			
苯巴比妥钠注射液（1 mL∶0.1 g）	10 mg/kg（即 0.1 mL/kg）	iv/io，首剂 10～20 mg/kg，重复 5 mg/kg，小婴儿 30 mg/kg	每次最大用量为 400 mg
三线用药			
丙泊酚注射液（20 mL∶0.2 g）	原液静推。镇静：1～2 mg/kg 麻醉：年龄＞8 岁者 2.5 mg/kg；年龄＜8 岁者 2.5～4 mg/kg	换算。镇静：0.1～0.2 mL/kg 麻醉：年龄＞8 岁者 0.25 mL/kg；年龄＜8 岁者 0.25～0.4 mL/kg	9～15 mg/(kg·h) 麻醉维持

续表

药名及规格	配法	用法	备注
注射用苯磺顺阿曲库铵（10 mg）	先用 5 mL 灭菌水溶解，配制成 5 mL：10 mg	首剂 0.1 mg/kg（即 0.05 mL/kg）	

2. 抗惊厥药物作用时间及注意事项

药名及规格	用法	作用时间	注意事项
一线用药			
咪达唑仑注射液（2 mL：2 mg）	iv/im，每次 0.2～0.3 mg/kg（最大 10 mg）	肌内注射后 15～60 分钟内作用达高峰	可能出现呼吸抑制、低血压
地西泮注射液（2 mL：10 mg）	iv，每次 0.3～0.5 mg/kg（最大 10 mg），速度 1～2 mg/kg，边慢推边观察，抽搐止则停用	静脉推注 1～3 分钟起效，作用时间 30～60 分钟	推注速度过快可出现呼吸抑制、低血压、心律失常及肌肉弛缓

续表

药名及规格	用　法	作用时间	注意事项
氯硝西泮注射液（1 mL：1 mg）	iv，0.03～0.1 mg/kg（最大2 mg），速度＜1 mg/min	起效快，作用时间长（24～48分钟）	可能出现行为障碍、思维不能集中、易怒
劳拉西泮注射液	iv，0.1 mg/kg（最大4 mg）	本品起效迅速，作用强大，维持时间长（12小时以上）	可能出现镇静、眩晕、步态不稳，镇静与步态不稳的发生随年龄的增长而增加

二线用药

药名及规格	用　法	作用时间	注意事项
苯巴比妥钠注射液（1 mL：0.1 g）	iv/io，首剂10～20 mg/kg，重复5 mg/kg，小婴儿30 mg/kg（最大400 mg）	静脉注射需15分钟起效	可能出现镇静、低血压、呼吸抑制

续表

药名及规格	用法	作用时间	注意事项
苯妥英（1∶100 mg）	iv/im，15～20 mg/kg，10分钟后可追加5～10 mg/kg	血药浓度个体差异大，根据血药浓度调整剂量	可能出现心血管不良反应，应监测血药浓度
丙戊酸钠注射液（0.4 g）	iv，20～40 mg/kg，每分钟5 mg/kg(最大3000 mg)	静脉给药几分钟后即可达到稳定血药浓度，半衰期15～17小时	可能出现肝功能损害，怀疑遗传代谢病慎用，应监测血药浓度
三线用药			
丙泊酚注射液（20 mL∶0.2 g）	镇静：1～2 mg/kg 麻醉：年龄>8岁者2.5 mg/kg；年龄<8岁者2.5～4 mg/kg	30～40秒起效，麻醉时间短，4～6分钟	可能出现低血压、短暂的呼吸抑制

3. 血管活性药物（以配制 50 mL GS 或 NS 为例）

药 名	规 格	用 法	用 量	剂量关系
多巴胺	2 mL ： 20 mg	$5 \sim 20$ $\mu g/（kg \cdot min）$	体重 $\times 3$(mg) 即体重 $\times 0.3$(mL)	X mL/h $= X \mu g/（kg \cdot min）$
多巴酚丁胺	2 mL ： 20 mg	$5 \sim 20$ $\mu g/（kg \cdot min）$	体重 $\times 3$(mg) 即体重 $\times 0.3$(mL)	X mL/h $= X \mu g/（kg \cdot min）$
肾上腺素	1 mL ： 1 mg	$0.01 \sim 1$ $\mu g/（kg \cdot min）$	体重 $\times 0.03$(mg) 即体重 $\times 0.03$(mL)	X mL/h $= 0.01 \times X \mu g/（kg \cdot min）$
去甲肾上腺素	1 mL ： 2 mg	$0.01 \sim 1$ $\mu g/（kg \cdot min）$	体重 $\times 0.03$(mg) 即体重 $\times 0.015$(mL)	X mL/h $= 0.01 \times X \mu g/（kg \cdot min）$
异丙肾上腺素	2 mL ： 1 mg	$0.01 \sim 1$ $\mu g/（kg \cdot min）$	体重 $\times 0.03$(mg) 即体重 $\times 0.06$(mL)	X mL/h $= 0.01 \times X \mu g/（kg \cdot min）$

第七章

儿童惊厥急救处置场景五：抢救室（惊厥 15 ~ 25 分钟）

一、抢救室 15 ～ 25 分钟医护演练内容

场　　景	演　练　内　容
抢救室 患儿惊厥持续状态 15 ～ 25 分钟 2 医 2 护（一线抢救医生 1 名，二线抢救医生 1 名，抢救护士 2 名）	（1）护士甲：汇报时间及心电监护仪数据、记录。 （2）一线抢救医生： ①汇报患儿病史（简要、完整、准确）、已经取得的辅助检查结果及给予的相关处理； ②完善病历书写及签署相关知情告知书。 （3）二线抢救医生： ①防护适当（防护级别见第四章医务人员职业暴露分级防护措施），做到领导职责； ②补充询问病史、体格检查； ③给出诊断考虑、处置方案（包括镇静抗惊厥二线药物及其他抢救药物、相关检查医嘱等，警惕脑水肿和颅内高压）； ④指示护士甲请神经科医生会诊； ⑤与患儿父母或家庭成员沟通、病情告知，拟收入 PICU。

场　　景	演 练 内 容
	（4）抢救护士： 护士甲： ①打电话请神经科医生急会诊(病史、抢救过程表述简洁清楚)； ②提醒会诊医生防护级别； ③记录会诊及用药时间。 护士乙： ①视情况开放另一静脉通道； ②重复医生口头医嘱药物、与护士甲核对药物名称及有效期、准备完毕及执行后各汇报1次、执行后护士甲记录时间

二、脑水肿和颅内高压临床表现

（1）呼吸不规则。

（2）昏迷，惊厥。

（3）瞳孔改变。

（4）前囟紧张或隆起。

（5）Cushing 三联征（高血压 / 缓脉 / 呼吸减慢）。

第八章

儿童惊厥急救处置场景六：抢救室（惊厥 25 ~ 45 分钟，出现呼吸、心搏骤停）

一、抢救室抢囤 25～45 分钟医护抢救内容

备注	抢救内容
抢救室抢囤 25～45 分钟，患儿病情基本稳定，出现哭闹、心跳恢复	（1）护士甲：汇报时间及心电监护仪数据，记录抢救科各位医生到达时间。
2 名 4 min（一线抢救医生 1 名，二线抢救医生 1 名，抢救科医生 4 名）	（2）二线抢救医生： ① 组成六人抢救团队（一线抢救医生及抢救科医生各 1 人），分派任务明确； ② 下达抢救用药口头医嘱（包括药物的化学名称，用量，用法）； ③ 指示护士甲申请抢救科医生会诊，并准备氧气、气管插管等； ④ 指示工作科主任，推二线抢救医生会诊，汇报医生参加抢救等。
	（3）护士护士： 护士甲： ① 呼叫护士长，下达与抢救； ② 打印当班麻醉科医生名字，备好准备术同麻醉； ③ 计时器设定 2 分钟倒计时。 护士乙： 重复医生口头嘱哏，与护士长医生对核药物名及有效期，准备药物及执行各医嘱 1 次，执行后方可申记录

二、呼吸心搏骤停征象

（1）意识突然丧失，伴抽搐。
（2）面色苍白或发绀。
（3）呼吸呈叹息样或呼吸停止。
（4）心音及大动脉搏动消失。
（5）双侧瞳孔散大。
（6）抢救室内心电监护显示室颤、心室停搏或者无脉性电活动。

为了及时抢救生命，如果患儿出现意识丧失、大动脉搏动消失，或者心电监护仪提示患儿心率、呼吸频率、经皮血氧饱和度持续下降，即可判断为呼吸心搏骤停。

三、相关心电图表现

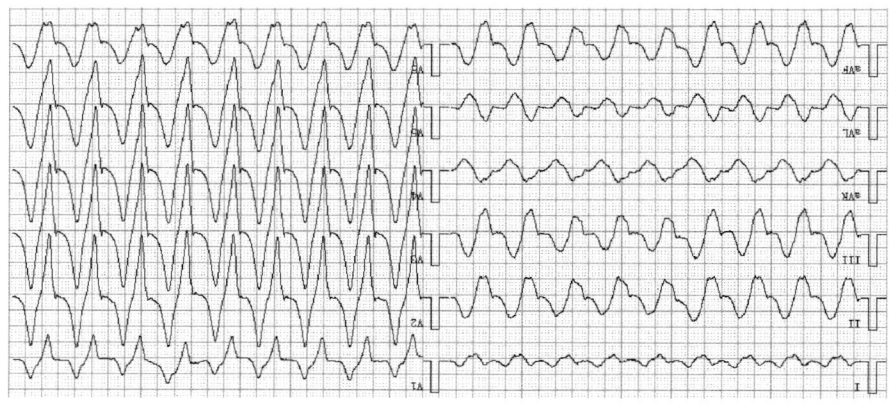

窦速心电图表现

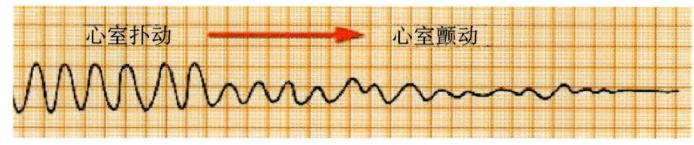

室扑、室颤心电图表现

四、六人抢救团队角色分配及抢救站位

（1）二线抢救医生负责团队领导(角色分配、下达医嘱、病情变化判断、医患沟通)。

（2）一线抢救医生负责胸外按压。

（3）麻醉医生(或护士丁)负责气道管理。

（4）护士甲负责监护和除颤，以及交替胸外心脏按压。

（5）护士乙负责血管通路及用药。

（6）护士丙负责记录、观察、提醒。

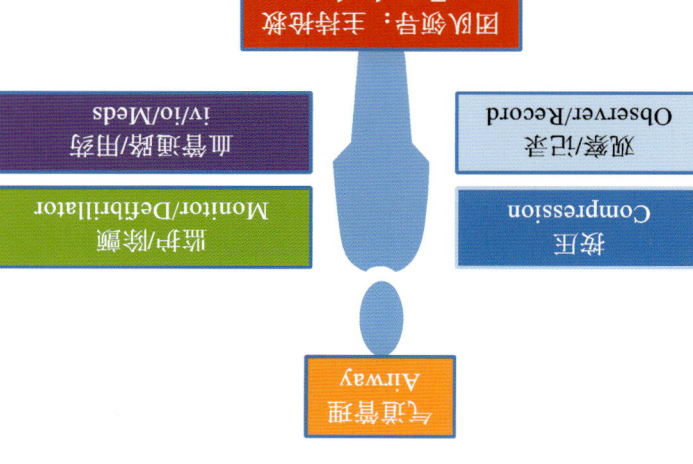

五、CPR

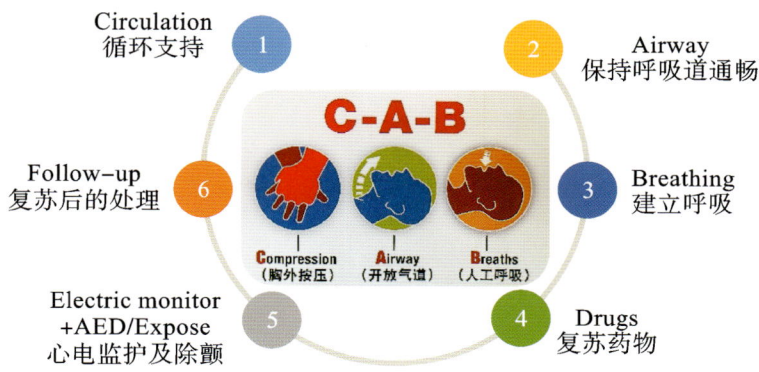

CPR 基本步骤

可电击 ⚡

| 无脉室性心动过速/心室颤动
除颤：2 J/kg，继续CPR |

C 按压频率100～120次/分

A 压额-抬颏法和下颌-牵拉法

B 呼吸频率20～30次/分

不可电击 ❌

心搏停止/无脉性电活动立即CPR
肾上腺素：3～5分钟可重复iv/io，
1：10000，0.01 mg/kg
ET，1：1000，0.1 mg/kg，每2分钟
检查心律

除颤：4 J/kg，继续CPR
肾上腺素：iv/io，1：10000，
0.01 mg/kg
ET，1：1000，0.1 mg/kg

1. 用力压：深度至少为胸部
　前后径的1/3（婴儿约为
　4 cm，儿童约为5 cm）
2. 快速压：100～120次/分
3. 减少中断：维持按压频率
　和时间
4. 每次按压均可触及动脉搏
　动
5. 按压和通气比例：
　①单人30：2
　②双人15：2

治疗可逆性病因（6H5T）
6H：
①Hypovolemia（低血容量）
②Hypoxia（低血氧症）
③Hydrogenion（酸中毒）
④Hypokalemia/hyperkalemia（低/高钾
　血症）
⑤Hypoglycemia（低血糖）
⑥Hypothermia（低体温）
5T：
①Toxins（中毒）
②Cardiac tamponade（心脏压塞）
③Tension pneumothorax（张力性气胸）
④Thrombosis（coronary or pulmonary）
　（冠脉栓塞或肺栓塞）
⑤Trauma（创伤）

除颤：4～10 J/kg，继续CPR
药物：
・胺碘酮5 mg/kg，iv/io
・利多卡因1 mg/kg，iv/io
・硫酸镁25～50 mg/kg
（尖端扭转型室性心动过速）
2分钟后复查心律
治疗可逆性病因

CPR 基本流程

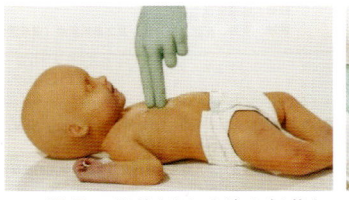
(a) 婴儿双指按压法（单人复苏）

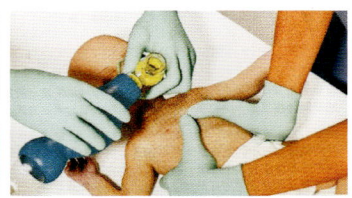
(b) 婴儿双拇指环抱法（双人复苏）

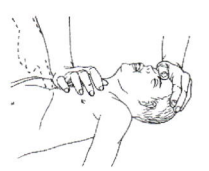
(c) 儿童单掌按压法

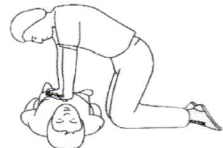
(d) 儿童双掌按压法

胸外按压方法

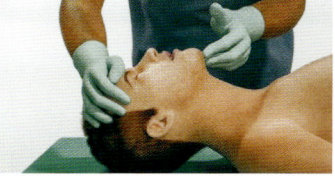 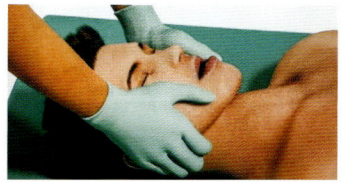

(a) 压额–抬颏法　　　　　　　(b) 下颌–牵拉法

开放气道方法

六、不同灌注及心律水平处理

1. 伴有低灌注的有脉性儿童心动过缓流程

查找并治疗潜在病因
1. 维持患儿气道通畅，如有必要，辅助呼吸
2. 吸氧
3. 心电监护并检查心律；监测血压和血氧
4. 骨内/静脉通路
5. 如有可能进行12导联心电图监测；请勿延误治疗

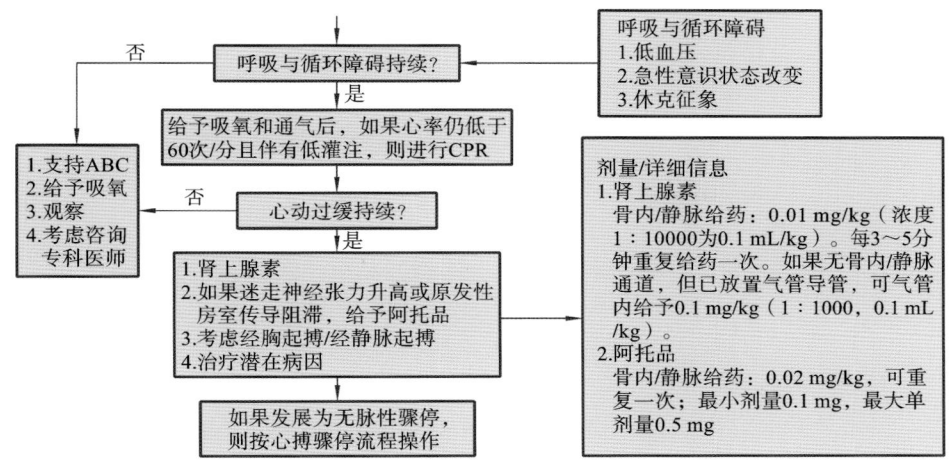

2. 伴有低灌注的有脉性儿童心动过速流程

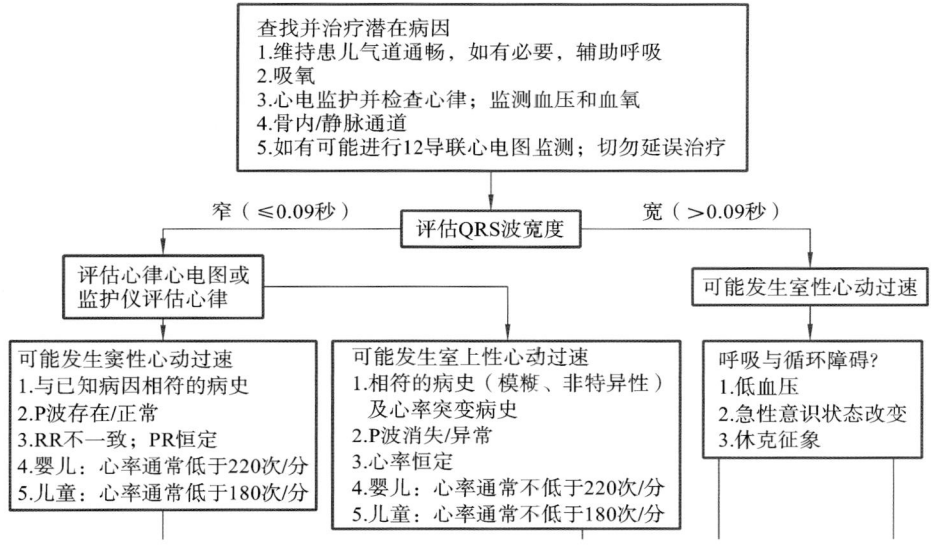

查找并治疗潜在病因
1.维持患儿气道通畅，如有必要，辅助呼吸
2.吸氧
3.心电监护并检查心律；监测血压和血氧
4.骨内/静脉通道
5.如有可能进行12导联心电图监测；切勿延误治疗

窄（≤0.09秒）　　　评估QRS波宽度　　　宽（>0.09秒）

评估心律心电图或监护仪评估心律

可能发生室性心动过速

可能发生窦性心动过速
1.与已知病因相符的病史
2.P波存在/正常
3.RR不一致；PR恒定
4.婴儿：心率通常低于220次/分
5.儿童：心率通常低于180次/分

可能发生室上性心动过速
1.相符的病史（模糊、非特异性）及心率突变病史
2.P波消失/异常
3.心率恒定
4.婴儿：心率通常不低于220次/分
5.儿童：心率通常不低于180次/分

呼吸与循环障碍?
1.低血压
2.急性意识状态改变
3.休克征象

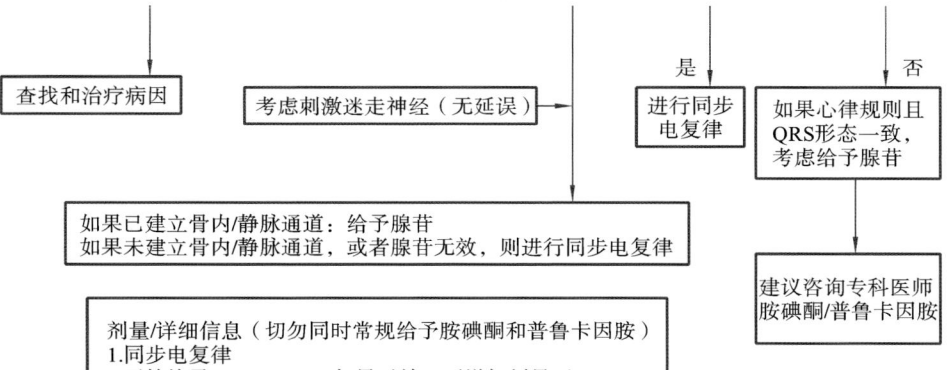

七、气管插管

1. 气管插管技术流程

(1) 准备喉镜、叶片、气管导管、插管钳、测压表、吸引器及简易呼吸器。
(2) 签署知情同意书。
(3) 戴墨镜和口罩。
(4) 气管位置暴露体位如下。
   ① 颈露肩腰骶部贴紧床位。
   ② 听诊双侧呼吸音是否对称。
   ③ 注意有无呕吐呼吸。
   ④ 婴儿呼吸心率管内是否出现蒸汽。
   ⑤ 如有条件可测测呼气末 CO_2 水平。
(5) ⑥ 确片：气管导管尖端位于气管隆突上 $1 \sim 2$ cm 或第三胸椎。

2. 气管导管及吸痰管选择

年　龄	插管内径 /mm	插管深度 (经口)/cm	吸痰管型号
早产儿	2.5	7	F6
足月儿	3.0	8	F6
～ 6 月龄	3.5	9	F8
～ 12 月龄	4.0	11	F8
> 2 岁	有囊：年龄 /4+3 ± 0.5 无囊：年龄 /4+4 ± 0.5	年龄 /2+12	F10

第九章

儿童惊厥急救处置场景七：ROSC 后转运

一、ROSC 后转运演练内容

场　景	演练内容
ROSC 后 转入 PICU	（1）一线抢救医生：补抢救记录、医嘱。 （2）二线抢救医生： ①院内转运评估分级，院内转运人员选定及转运装备配备指示； ②与患儿父母或家庭成员沟通，告知病情及转运风险，签署知情同意及转运告知书； ③电话通知 PICU，告知患儿的病情及生命体征、用药情况及到达时间等； ④出发前按照转运分级再次评估患儿病情，并检查各种管路及引流固定妥当，确保通畅。 （3）三线抢救医生：转运完成后，对整体转运工作进行综合评价。 （4）抢救护士： ①护士甲：协助转运护士准备危重患儿院内转运装备、药品及交接记录本。 ②护士乙：准备转运药品，清理各项管道并做好标识，记录转运时间，完善护理记录。 ③护士丙、丁：通知电梯准备、补充抢救用品并归位

二、院内转运评估分级及转运人员、装备配备

1. 转运分级标准

评估项目	转运分级		
	Ⅰ级	Ⅱ级	Ⅲ级
生命体征情况	在生命支持条件下，生命体征不平稳	在生命支持条件下，生命体征相对稳定	无需生命支持条件下，生命体征尚平稳
意识状态（GCS 评分）	昏迷，GCS 评分 ≤ 8 分	轻度昏迷，GCS 评分 9～12 分	GCS 评分 ≥ 13 分
呼吸支持情况	人工气道，呼吸支持条件高，PEEP ≥ 8 cmH$_2$O，FiO$_2$ ≥ 60%	人工气道，呼吸支持条件不高，PEEP < 8 cmH$_2$O，FiO$_2$ < 60%	无人工气道，可自主咳痰

续表

评估项目	转运分级		
	Ⅰ级	Ⅱ级	Ⅲ级
循环支持情况	泵入 2 种及以上血管活性药物	泵入 1 种及以上血管活性药物	无需血管活性药物
临床主要问题	急性心肌梗死、严重心律失常、严重呼吸困难、反复抽搐、致命创伤、主动脉夹层、主动脉瘤等	ECG 怀疑心肌梗死、非 COPD 患者 $SaO_2 <$ 90%、外科急腹症、剧烈头痛、严重骨折、持续高热等	慢性疾病
转运时间	≥ 20 分钟	≥ 10 分钟且 < 20 分钟	< 10 分钟

注：前 5 项为主要评估项目，依据 5 项中的最高级别进行分级；转运时间为次要指标，可依据实际情况进行相应调整；1 cmH_2O=0.098 kPa。

2. 转运人员配备标准

人员	转运分级		
	Ⅰ级	Ⅱ级	Ⅲ级
医生	急诊工作时间≥2年；急诊住院医师培训1阶段第三年；掌握急救技能：胸外按压、气管插管、除颤、电复律	急诊工作时间≥2年；急诊住院医师培训1阶段第二年；掌握基本急救技能	急诊工作时间≥1年；急诊住院医师培训1阶段第一年；掌握基本急救技能
护士	N3级护士；取得急诊专科护士证书；熟练使用抢救仪器	N2级护士；熟练使用抢救仪器	N1级护士；基本使用抢救仪器

注：以上分级标准为推荐配备标准，各医院可根据自身实际情况按照推荐原则进行调整。

3. 转运装备配备标准

装 备	转运分级		
	Ⅰ级	Ⅱ级	Ⅲ级
仪器设备	氧气2瓶、转运监护仪、转运呼吸机或PEEP简易呼吸器、口咽气道、微量泵2个、除颤仪、便携式吸痰器、插管用物、穿刺用物	氧气1瓶、转运监护仪、简易呼吸器、口咽气道、微量泵1个、除颤仪（必要时）、穿刺用物	氧气1瓶、指夹式脉搏血氧仪、简易呼吸器（必要时）、穿刺用物
药品	肾上腺素、多巴胺、胺碘酮、咪达唑仑、利多卡因、阿托品、生理盐水	肾上腺素、咪达唑仑、生理盐水	生理盐水

注：以上分级标准为推荐配备标准，各医院可根据自身实际情况按照推荐原则进行调整。

参考文献

[1] 陈莉桦,谢敏仪,莫少芝.5级预检分诊系统结合院内绿色通道安全转运在儿科急救中的应用[J].中国急救复苏与灾害医学杂志,2017,12(7):605-607.

[2] 王秀玲.5级国际预检系统在儿科预检分诊中的应用[C]//山东省医学伦理学学会.山东省医学伦理学学会第十一届学术年会暨第四届理事会第五次会议论文集.济南:山东省医学伦理学学会,2018.

[3] 程平.儿科评估三角对儿科急诊分诊质量的影响[J].当代护士(下旬刊),2019,26(1):104-106.

[4] 胡燕琪,王莹,张雨萍,等.儿科评估三角的意义和应用[J].临床儿科杂志,2017,35(7):558-560.

[5] 朱碧溱,陆国平.儿童早期预警评分[J].中华实用儿科临床杂志,2018,

33(6)：432-437.

[6] 许峰.实用儿科危重病抢救常规和流程手册[M].2版.北京:人民卫生出版社,2020.

[7] 李小峰.标准化危重病人抢救护理流程临床应用效果观察[J].护理研究,2013,27(32)：3644-3646.

[8] 急诊氧气治疗专家共识组.急诊氧气治疗专家共识[J].中华急诊医学杂志,2018,27(4)：355-360.

[9] 沈刚.新编实用儿科药物手册[M].北京：人民军医出版社,2005.

[10] Nolan J P, Monsieurs K G, Bossaert L, et al. European resuscitation council COVID-19 guidelines executive summary[J].Resuscitation,2020,153：45-55.

[11] 高健,华小雪,徐军,等.急诊危重症患者院内转运共识——标准化分级转运方案[J].中国急救医学,2017,37(6)：481-485.